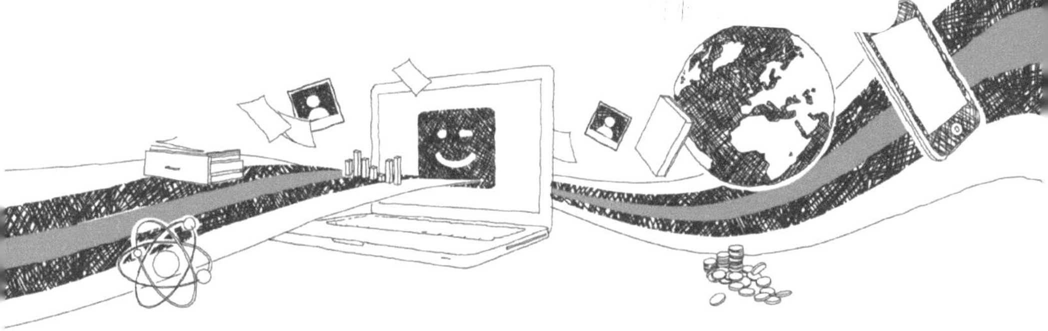

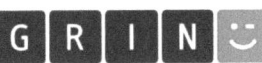

Die Borderline-Störung bei jungen Frauen. Ätiologie und Präventionsmaßnahmen

Lisa Lambardt

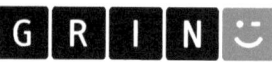

Bibliografische Information der Deutschen Nationalbibliothek:

Die Deutsche Nationalbibliothek verzeichnet diese Publikation in der Deutschen Nationalbibliografie; detaillierte bibliografische Daten sind im Internet über http://dnb.d-nb.de abrufbar.

ISBN: 9783346892911
Dieses Buch ist auch als E-Book erhältlich.

© GRIN Publishing GmbH
Trappentreustraße 1
80339 München

Druck und Bindung: Books on Demand GmbH, Norderstedt Germany
Gedruckt auf säurefreiem Papier aus verantwortungsvollen Quellen

Das Buch bei GRIN: https://www.grin.com/document/1364492

Die Borderline-Störung bei jungen Frauen:

Ätiologie und Präventionsmaßnahmen

Lisa Lambardt

SRH Fernhochschule, Deutschland

Inhalt

1 Einleitung

Borderline ist eine häufig gewordene Diagnose, die aber nicht leicht
zu verstehen ist. Es handelt sich um ein Grenzgebiet zwischen
neurotischen und psychotischen Störungen. [...] Der Begriff Borderline
ist, wie mancher psychiatrische Terminus, nicht dem Risiko
entgangen, zu einem Modewort und pejorativ besetzt zu werden.
(Toelle, Windgassen, Lempp, & Du Bois, 2003, S. 118).

Heute gehört die Borderline-Persönlichkeitsstörung [BPS] zu den
Unterformen der emotional instabilen Persönlichkeitsstörungen und
beschreibt eine qualvolle psychische Erkrankung mit massiver emotionaler
Verletzlichkeit und extremen Stimmungs- und Gefühlsschwankungen (ICD-10
F60.31).

Die Auseinandersetzung mit der Thematik „Borderline-Störung bei jungen
Frauen" berührt die grundlegenden Fragen: Welche diagnostischen Kriterien
gibt es für die Erkrankung? Wie gestalten sich die Prävalenzraten? Welche
Ursachen gibt es für die BPS und welche Präventionsmaßnahmen lassen
sich daraus ableiten? Ziel dieser Arbeit ist es, die wichtigsten theoretischen
und empirischen Grundlagen zur Thematik darzulegen und dabei
insbesondere auf die genannten Fragen einzugehen.

Die Arbeit ist in drei Hauptabschnitte eingeteilt. Im theoretischen Teil
werden Symptomatik, Prävalenz und Ätiologie der BPS grundlegend
behandelt. Das Erleben und Leiden der Borderline-Patienen soll anschaulich
verdeutlicht werden, insbesondere durch eine Beschreibung der
diagnostischen Kriterien. Des Weiteren werden Statistiken um die
Prävalenzraten aufgegriffen. Insbesondere im Bezug auf die Prävalenz
stellen die Komplexität und die Komorbidität der Erkrankung eine besondere
Herausforderung dar. Es gilt zu untersuchen, wie klar die Abgrenzung der
BPS auf klinischer Ebene ist und ob es eine höhere Prävalenz für das
weibliche Geschlecht gibt.

Im theoretischen Teil der Arbeit stellt sich des Weiteren die Frage, in welchem Alter die BPS zu diagnostizieren ist und wie sich die Symptomatik der Erkrankung mit zunehmendem Alter gibt.

Mit Blick auf die Ätiologie der Erkrankung finden sich für die genetischen Ursachen lediglich unzureichende Forschungsergebnisse. Um so interessanter und umfassender behandelt sicherlich der Aufsatz von Gabriele Valerius und Christian Schmal die Ätiologie des Borderline-Syndroms. Die Diplom-Psychologin, sowie Doktorandin der Philosophie und der Professor für experimentelle Psychopathologie, setzen sich intensiv mit der Untersuchung der genetischen Ursachen für die Erkrankung auseinander. Hierbei wird insbesondere der Forschungsstand um Studien zur Schmerzwahrnehmung von Borderline-Patienten dargelegt, sowie die cerebrale Reaktion auf aversive Reize. Besonders spannend sind darüber hinaus die Untersuchungen zur Verhaltensregulation.

In diesem Zusammenhang lohnt es sich auch, einen Blick auf die psychosozialen Risikofaktoren der Borderline-Störung zu werfen und zu diskutieren, in welchen Anteilen genannte und genetische Risikofaktoren zur Entstehung der BPS als Ursachen zu nennen sind: Ist der genetische Einfluss für das Störungsbild überhaupt erwiesen?

Im methodischen Abschnitt der Arbeit wird ein halbstrukturierter Interviewleitfaden der „Risikofaktoren zur Entstehung von Borderline bei jungen Frauen" dargelegt, mit anschließender Erläuterung zur Untersuchung in der Praxis. Der Interviewleitfaden baut auf einem Strukturbaum zur Thematik auf. Bei dem Leitfaden handelt es sich um ein qualitatives Studiendesign, welches viel Raum für die subjektiven Empfindungen der Betroffenen bietet.

Weiterer Bestandteil dieser Arbeit ist eine ausführliche Verhaltensanalyse. Auf Basis des SORC-Modells nach Kanfer und Saslow, wird eine horizontalen Verhaltensanalyse anhand eines situationsbezogenen Beispiels dargestellt. Bei einer vertikalen Verhaltensanalyse hingegen werden Verhaltensmuster und kognitive Schemata herausgearbeitet und Lernerfahrungen, welche zu Dispositionen führen, identifiziert. Die Verhaltensanalyse soll verdeutlichen, wie man dysfunktionale Gedanken und pathologische Verhaltensweisen fallbezogen und systematisch erarbeitet, um so einen Ansatz zum Erlernen von förderlichen Gedanken und Verhaltensmustern zu finden. Die Verhaltensanalyse ist insofern interessant, als dass sie einen äußerst praxisnahen Ansatz bietet.

Schließlich möchte ich diese Arbeit mit einer Diskussion abrunden. Hier werden die wichtigsten Gütekriterien wissenschaftlicher Erhebungen reflektiert und die Herausforderungen der methodischen Arbeit erläutert. Ein kurzer Ausblick thematisiert die Fragen: Wie könnten die Ergebnisse der vorliegenden Arbeit weiterverwendet werden? Inwiefern sind sie praktisch relevant und was wäre nun der nächste Schritt?

Abschließend sollen in einem Unterkapitel Empfehlungen zur Prävention von Borderline, auf Basis der theoretischen und methodischen Ergebnisse dieser Arbeit, abgeleitet und hervorgehoben werden.

2 Theoretische und Empirische Grundlagen

2.1 Die Symptomatik der Borderline-Persönlichkeitsstörung

Die Borderline-Persönlichkeitsstörung ist eine schwerwiegende psychische Erkrankung mit vielschichtiger Symptomatik, insbesondere bestimmt durch eine gestörte Affektregulation. Diese äußert sich in einer niedrigen Reizschwelle für Auslöser emotionaler Reaktionen, sowie in einem hohen Erregungszustand und lange anhaltenden Gefühlsreaktionen. Auch empfinden Borderline-Patienten schnell wechselnde Stimmungen und starke Gefühlsschwankungen. Ihnen fehlt die Fähigkeit, verschiedene Gefühlsqualitäten unterschiedlich wahrzunehmen, wie zum Beispiel Traurigkeit, Wut und Ärger. Stattdessen erleben Betroffene langanhaltende und quälende Spannungszustände, insbesondere an Stelle von negativen Emotionen. Die Spannungszustände werden oft von dissoziativen Phänomenen und Körperwahrnehmungsstörungen, wie einer Analgesie[1], begleitet. Zur Spannungsreduktion werden selbstversetzende Verhaltensweisen eingesetzt (Schneiden, Brennen, den Kopf gegen die Wand schlagen, etc.). Hinzu kommen Suizidgedanken und Suizidhandlungen. Ebenso beschreiben an der BPS

---

[1] Störung der Schmerzwahrnehmung.

erkrankte Patienten, einen Zustand unerträglicher innerer Leere und erleben Depressivität. Desgleichen können Schlafstörungen, Albträume und Flashbacks als Folge früherer traumatischer Erlebnisse auftreten. Die Flashbacks können mit Pseudohalluzinationen einhergehen und mehrere Tage anhalten. Dabei werden sie als Ich-dyston erlebt.

Häufig kommen auch Derealisations- und Depersonalisationserleben[2] vor. Ein Großteil der Patienten leidet unter dem Gefühl, nicht zu wissen, wer sie wirklich seien.

Auf kognitiver Ebene grämen sich Patienten mit einem starken Minderwertigkeitsgefühl. Gedanken wie: „Ich bin wertlos und ein schlechter Mensch. Mich braucht sowie Niemand!" wiederholen sich. Die Welt wird als bedrohlich wahrgenommen, einhergehend mit Angst vor Mitmenschen und der Annahme, dass diese einem etwas Böses wollen. Gleichzeitig erleben Borderline-Patienten sich selbst als machtlos und spüren große Hilflosigkeit.

Auf Verhaltensebene zeigen Betroffene hochriskante Verhaltensweisen, um Ohnmachtsgefühle zu kompensieren (Sitzen auf Bahnschienen, Rasen im Straßenverkehr, auf Brückengeländern spazieren). Weitere dysfunktionale Muster sind unter Anderem Alkohol- und Medikamentenmissbrauch, sowie Drogenkonsum und ein gestörtes Essverhalten (Essanfälle, anorektische Episoden). Auch diese Verhaltensmuster dienen der Emotionsregulierung. Hinzu kommen Zwangshandlungen, aggressive Durchbrüche und ein riskantes, promiskuitives Sexualleben.

Beziehungen mit Menschen, die unter der BPS leiden, sind turbulent und konfliktbehaftet. Sie werden von einem raschen Wechsel zwischen Annäherung und abrupter Distanz bestimmt, da bei Borderline-Patienten eine gestörte Nähe-Distanz-Regulierung vorliegt. Hinzu kommt, dass Betroffene ihre Beziehungen durch ein ständiges Äußern von Leiden und Hilflosigkeit stark belasten. Des Weiteren möchten Borderline-Erkrankte unter allen Umständen imaginäres und reales Alleinsein verhindern. Das hat zur Folge, dass sie ihre Bezugspersonen mit dem extremen Wunsch nach Zuwendung und absoluter Nähe überfordern und als Konsequenz keine tragfähigen Beziehungen führen können. Das bestätigt

---

[2] Derealisation: Abnorme und verfremdete Wahrnehmung der Umwelt. Depersonalisation: Veränderte Wahrnehmung der eigenen Persönlichkeiten, des Körpers und der Bewegungen.

wiederum das Grundgefühl, anders als die anderen Menschen zu sein und nicht dazuzugehören.

Die Hauptmerkmale des Borderline-Syndroms sind schließlich eine gestörte Affektregulation, Impulsivität und Instabilität des Identitäterlebens und zwischenmenschlicher Beziehungen. Dies zeigt sich in Form von: Spannungszuständen, rezidivierender Suizidalität, aggressiven Durchbrüchen und selbstverletzenden Verhaltensweisen (Lieb, Frauenknecht & Brunnhuber, 2012).

2.2. Die Borderline-Störung bei jungen Frauen: Prävalenzraten

Die Symptomatik des Borderline-Syndroms geht mit Überschneidungen vieler im ICD-10 beschriebener Typen von Persönlichkeitsstörungen und mancher neurotischer Störungen einher. Aufgrund der hohen Komorbidität bei der BPS, ist die Abgrenzung der Erkrankung auf klinischer Ebene fragwürdig. Infolgedessen ist die Prävalenz schwer zu bestimmten (Toelle et al.). Ein Überblick komorbider psychischer Erkrankungen zeigt, dass die Lebenszeitprävalenz depressiver Symptome bei rund 96 Prozent liegt und bei Angststörungen 89 Prozent beträgt. Darüber hinaus lässt sich eine Komorbidität mit Substanzmissbrauch oder Substanzabhängigkeit, Essstörungen und paranoider Persönlichkeitsstörung, jeweils mit einer Lebenszeitprävalenz von 64, 53 und 40 Prozent beobachten. Die dependente und ängstlich-vermeidende Persönlichkeitsstörung haben eine Prävalenz von jeweils 50 und 40 Prozent (Lieb et al., 2012, Abb. 10.5).

Fest steht laut Toelle et al., dass Frauen insgesamt häufiger an der BPS erkranken als Männer: Das Störungsbild manifestiert sich im frühen Erwachsenenalter mit verschiedenen Verlaufsformen. Mit dem vierten Lebensjahrzehnt stellt sich häufig eine Stabilisierung der Störung ein.

Eine Statistik zu ambulanten Diagnosen psychischer Störungen Zwanzig bis Vierunddreißigjähriger, im Jahr 2013 (Abb.1) zeigt, dass rund 1,14 Prozent aller jungen erwerbstätigen Frauen an spezifischen Persönlichkeitsstörungen erkrankten, während nur 0,53 Prozent aller jungen erwerbstätigen Männer mit solch einer Störung ambulant diagnostiziert werden konnten. Unter Studierenden erkrankten 2013 rund 1,52 Prozent junge Frauen und nur 0,73 Prozent junge

Männer an einer spezifischen Persönlichkeitsstörung. Insgesamt wurden Studierende mit 1,09 Prozent und junge Erwachsene mit einem Prozentsatz von 0,81, mit einer Persönlichkeitsstörung ambulant diagnostiziert. Aus der Untersuchung geht demnach hervor, dass junge Frauen insgesamt am häufigsten erkrankten und junge Studierende häufiger als junge Erwerbstätige. Diese Statistik lässt keinen eindeutigen Rückschluss auf die Prävalenz Borderline-Erkrankter zu, zeigt aber, dass junge Frauen insgesamt häufiger an Persönlichkeitsstörungen (inkls. Borderline-Störung) erkrankten.

Aus dem Gesundheitsreport (2017) der Betriebskrankenkasse [BKK] geht hervor, dass die Anzahl der AU- Tage auf Grund von psychischen Störungen (je 1000 BKK-Mitglieder) bei Frauen im Jahr 2016, mit 3.572 Tagen deutlich höher als bei Männern, mit 2.554 Tagen, war (Abb. 2). Der Gesundheitsreport (2017) der Deutschen Angestellten-Krankenkasse [DAK] zeigt, dass im Jahr 2016 die AU-Tage aufgrund von psychischen Erkrankungen (pro 100 ganzjähriger Versicherter), bei Frauen immer deutlich höher als bei Männern waren, mit zunehmendem Alter ansteigend (Abb. 3 & Abb. 4): Bei den 15- bis 19-jährigen Frauen gab es rund 112 AU-Tage, bei den 20 bis 24- Jährigen 166,9, bei den 25- bis 29- Jährigen 193, 0 und bei den 30- bis 34-jährigen Frauen 244,4 AU-Tage. Für Männer wurden in den jeweiligen Altersgruppen 66,4, 93,3, 106,0 und 136,3 AU-Tage vermerkt. Ebenfalls zeigt dieser Gesundheitsreport, dass die Fehltage für Frauen (pro hundert ganzjährige Versicherte) von 1997 bis 2016 deutlich ansteigen. Gab es 1997 noch 76,7 AU-Tage und 2006 bereits 121,7, so lag die Zahl der Fehltage aufgrund psychischer Erkrankungen 2016 bereits bei 246,2 und stieg damit um das dreifache an (Abb. 5).

Wiederum argumentiert Möhlig[3] (2016), dass sich die Geschlechterprävalenz im Bezug auf das Borderline-Syndrom insgesamt ausgeglichen zeige. Es sei möglich, dass der klinische Eindruck täusche, da Frauen in der Regel eher einen Facharzt konsultierten und psychiatrisch-psychotherapeutische Hilfe in Anspruch nahmen, als Männer. Insgesamt seien es 50 Prozent aller Betroffenen, die Hilfe annehmen würden. Dabei würden Fachärzte eher auf Grund von komorbiden Störungen, wie Depressionen und Angststörungen, aufgesucht.

---

[3] Dr. med. Antje Möhlig. Fachärztin für Psychiatrie und Psychotherapie, Fachärztin für Neurologie, Ärztliche Direktorin des Salus-Fachklinikums Bernburg. Chefärztin der Klinik für Allgemeine Psychiatrie, Psychotherapie und Psychosomatik Fachklinikum Bernburg.

Möhlig betont, dass 66 Prozent aller Erkrankten von Suizidversuchen berichten. Es seien die 15- bis 24-Jährigen, welche wegen selbstverletzenden Verhaltens stationär behandelt würden. Auch würden einige Patienten rückblickend von selbstverletztendem Verhalten während der Grundschulzeit berichten.

Im Rahmen der National Epidemiologic Survey on Alcohol[4] wurden 2008 über 43.000 Studienteilnehmer in Face-to-Face-Interviews befragt. Hierbei zeigte sich eine Punktprävalenz von 2,7 Prozent für die Borderline-Persönlichkeitsstörung. Von den 20- bis 29- Jährigen erkrankten laut der Umfrage 9,3 Prozent, von den 30- bis 44- Jährigen 7,0 und von 45- bis 64- Jährigen 5,5 Prozent an der BPS. Ab einem Alter von 65 Jahren und aufsteigend, lag die Prävalenz vergleichsweise nur noch bei 2,0 Prozent. Des Weiteren zeigten sich unter Anderem ein geringes Einkommen, sowie geringer Bildungsstand als erhöhtes Risiko für die BPS (Grant et al., 2008).

Abschließend lässt sich an dieser Stelle festhalten, dass Umfragen und Statistiken über AU-Tage und Diagnosen für psychische Erkrankungen, insbesondere für Persönlichkeitsstörungen, insgesamt eine hohe Prävalenzrate für junge Frauen zeigen. Hier mag jedoch der klinische Eindruck täuschen, da es keine sicheren Aussagen darüber gibt, ob an der BPS erkrankte Männer und Frauen in gleichen Anteilen professionelle Hilfe in Anspruch nehmen. Des Weiteren sei zu beachten, dass die Abgrenzung der Krankheit auf klinischer Ebene aufgrund der hohen Komorbidität als schwierig gilt und sich somit eine genaue Aussage über Prävalenzraten nicht sicher treffen lässt. Diesbezüglich erwies es sich als sinnvoll, übergreifend auf Befunde spezifischer Persönlichkeitsstörungen, sowie auf AU-Tage psychischer Erkrankungen im Allgemeinen einzugehen.

---

[4] Studie, welche vom National Institute on Alcohol Abuse and Alcoholism (USA) finanziert, konzipiert und angeleitet wurde. Die Untersuchung basiert auf repräsentativen Umfragen der amerikanischen Zivilbevölkerung, ab dem 18. Lebensjahr und älter. Im Vordergrund steht u.a. das Vorkommen von Alkohol und Alkoholmissbrauch im amerik. Haushalt, aber auch die Prävalenzraten verschiedener psychischer Erkrankungen in der amerik. Bevölkerung.

2.3. Die Ätiologie der Borderline-Störung: Genetische und Psychosoziale Risikofaktoren

Die Studien um genetische Ursachen der BPS sind stark umstritten und lassen keine konkreten Erkenntnisse zu. Die Ergebnisse von Zwillings-, Adoptions- und Familienstudien liefern häufig widersprüchliche Aussagen. Insbesondere Familienstudien weisen methodische Schwächen auf, vor Allem in retrospektiven Erhebungen. Sie unterliegen einem Mangel an geeigneten Kontrollgruppen und ausreichender Berücksichtigung psychischer Komorbiditäten (Valerius & Schmahl, 2009). Dennoch kommen Nigg und Goldsmith (1994) zu dem Ergebnis, dass das Risiko, an der BPS zu erkranken, für Familienmitglieder ersten Grades bei 11,5% liegt.

In einer Zwillingsstudie fanden Torgesen et al. (2000) heraus, dass die Konkordanzrate für monozygotische Zwillingspaare bei 35 Prozent und bei sieben Prozent für dizygotische Zwillingspaare liegt. Mit Blick auf diese Forschungsergebnisse wäre die BPS den genetisch komplexen Erkrankungen zuzuordnen (Valerius & Schmahl). Die Verlässlichkeit dieser Ergebnisse sei aber auf Grund der oben beschriebenen Mängel dahin gestellt.

Interessant ist, dass Livesley, Jang und Vernon (1989) für emotionale Dysregulation eine Heredität von 87% nachweisen konnten. Emotionale Dysregulation zeigt als Persönlichkeitsfaktor eine große Überschneidung mit der Phänomenologie der BPS. Insgesamt liegt folglich die Vermutung nahe, dass genetische Einflüsse bei der Ursachenforschung für BPS eine tragende Rolle spielen *könnten*. Es sei jedoch hervorzuheben, dass genetisch erforschte Ursachen weitaus bedeutsamer für insbesondere affektive Dysregulationen sind, also für einzelne Symptomdimensionen. Nicht aber spezifisch für das Borderline-Syndrom.

Deutlich weniger Einschränkungen unterliegen die Untersuchungen mit ereigniskorrelierten Potentialen[5]. Diese orientieren sich an gut operationalisierten und spezifischen Fragestellungen und nehmen direkten Bezug zur Symptomatik der BPS, nämlich insbesondere der gestörten Impulskontrolle (De Bruijn, Grootens, Verkes, Buchholz, Hummelen, Hulstijn, 2006 & Ruchsow et al., 2006).

---

[5] Wellenformen im EEG, die mit motorischen oder kognitiven Prozessen korrelieren.

Aus diesen Studien geht hervor, dass Borderline-Patienten aufgrund einer Dysfunktion des anteriorem Cingulums[6] eine Veränderung in ihrer Verhaltensregulation aufweisen. Aus dieser Dysfunktion geht eine mangelnde Verhaltensanpassung hervor, welche zur Aufrechterhaltung von Impulsivität führen kann. Hier besteht ein Korrelat in der Impulskontrolle (Valerius & Schmahl).

Ferner konnte in funktionellen Bildgebungsstudien (zum Beispiel Magnetresonanztomographie) nachgewiesen werden, dass Borderline-Patienten beim Betrachten von aversiven Bildern eine zunehmend bilaterale (beidseitige) Aktivierung in der Amygdala[7] aufweisen (Herpertz et al., 2001). Laut Valerius und Schmahl deutet dies auf eine Hyperaktivität der Amygdala als zerebrales Korrelat von sehr starken und lange anhaltenden emotionalen Zuständen bei Borderline-Patienten hin.

Überdies wurde in Studien zur Schmerzwahrnehmung bei Borderline-Erkrankten belegt, dass diese Patienten eine erhöhte Schmerzschwelle haben, welche, einhergehend mit subjektiven Stressbedingungen, ansteigt. Dabei zeigt sich eine Dysfunktion der affektiv-motivationalen Komponente[8] der Schmerzrealisierung, bei funktionierender sensorisch/ diskriminativer Komponente[9] (Valerius & Schmahl). Auch zeigen Patienten mit BPS eine verringerte zerebrale Serotoninkonzentration. Damit einhergehend konnten Anomalien in den frontalen Hirnregionen nachgewiesen werden, so zum Beispiel im Orbitofrontalcortex[10] und im anterioren Cingulum. „Veränderungen in der frontalen Serotoninkonzentration könnten mit impulsivem Verhalten bei der BPS assoziiert sein." (Valerius & Schmahl, S. 19).

---

[6] Hirnrindenteil und größter Teil des limbischen Systems. Beeinflusst Aufmerksamkeit, Schmerzempfindung und die Affektregulation.

[7] Paariges Kerngebiet des Gehirns. Im medialen Teil des jeweiligen Temporallappens. Hat u.a. bedeutende Rolle bei emotionalen Bewertungen.

[8] Komponente zur Auswertung der *emotionalen* Schmerzempfindungen.

[9] Komponente, welche Informationen zur Intensität, Lokalisation und Dauer des Schmerzes beinhaltet.

[10] Gehört zum Frontallappen der Großhirnrinde und dient zur Emotions- und Impulskontrolle.

Zu den stärksten psychosozialen Risikofaktoren des Borderline-Snydroms gehören das weibliche Geschlecht und eine frühe Traumatisierung im Kindesalter. Darüber hinaus stellen Gewalterfahrungen im Erwachsenenalter einen wesentlichen Risikofaktor dar. Auch das Fehlen von Schutz, Geborgenheit und Bestätigung durch eine enge Bezugsperson sind von Bedeutung. 70% aller Borderline-Patienten berichten über Erfahrungen von sexueller Gewalt im Kindesalter. 60% geben an, körperliche Gewalt erfahren zu haben und weitere 40% berichten, schwerwiegender Vernachlässigung ausgesetzt gewesen zu sein. Zugleich lässt sich das Borderline-Syndrom auch bei Menschen diagnostizieren, welche keine Traumata erlitten haben (Lieb et al., 2012).

3 Methodischer Teil

3.1 Strukturbaum: Risikofaktoren zur Entstehung von Borderline bei jungen Frauen

Im Folgenden wird ein Strukturbaum zu den „Risikofaktoren zur Entstehung von Borderline bei jungen Frauen" dargestellt. Ich werde nun zuerst die Auswahl meiner Dimensionen und Kategorien erläutern:

Um die Risikofaktoren zur Entstehung der Borderline-Störung bei jungen Frauen abzufragen, sollte man insbesondere die Ursachen (Ätiologie) der Erkrankung genauer betrachten. Es gilt zu untersuchen, inwiefern psychosoziale Einflüsse, wie zum Beispiel häusliche Gewalt oder sexueller Missbrauch, aber auch hereditäre Einflüsse, ein Risiko für die Borderline-Störung darstellen. Die Betroffene soll später angeleitet werden, von Vergangenem, aber auch von gegenwärtigen (und teils emotionalen) Erlebnissen zu sprechen. Die persönlichen Erlebnisse können alltäglich sein, aber auch tief in die Lebensgeschichte der Patientin eingreifen. Demnach sollten die Indikatoren hier kleinschrittig und rücksichtsvoll besprochen werden. An dieser Stelle geht es hauptsächlich darum, traumatische Erlebnisse, insbesondere im familiären Bereich, mit der Patienten zu thematisieren. Das ist besonders wichtig, da Traumata (sexuelle Übergriffe, emotionale Vernachlässigung durch Eltern, fehlender Halt/ Schutz durch Familie) zu den schwerwiegendsten psychosozialen Risikofaktoren zählen.

Darüber hinaus sei mit der Dimension „Herausforderungen" zu untersuchen, inwiefern der Umgang mit traumatischen Erlebnissen einen Risikofaktor für die BPS darstellen könnten: Welche Reaktionsmuster hat eine potentielle Erkrankung zur

Folge? Inwiefern ist die Patientin in der Lage, sich an belastende Situationen anzupassen und diese zu bewältigen? Wie resilient ist die Person und kann sie persönliche Ressourcen überhaupt nennen? Ist das Risiko einer Erkrankung höher, sollten keine bis wenig soziale/n Kontakte bestehen? In diesem Zusammenhang sei ebenfalls zu untersuchen, ob die Person positive Ziele formulieren kann und mit welcher Einstellung, und mit Hilfe welcher Ressourcen, diese Ziele ggf. umgesetzt werden. Der *Umgang* mit Erlebtem und traumatischen Ereignisse soll in dieser Dimension behandelt werden.

Dimension	Kategorie	Indikator	Fragen
Ätiologie	Psychoso-ziale Einflüsse	Häusliche Gewalt	Bitte beschreiben Sie doch etwas genauer, wie Ihre Kindheit war: Wie gestaltete sich das Verhältnis zu Ihren Eltern?
		Sexueller Missbrauch/ Traumata	Was ist Ihnen aus Ihrer Kindheit besonders in Erinnerung geblieben? Das mag etwas Positives oder aber auch etwas Negatives sein.
		Emotionale Vernachlässigung	Sind Sie so nett mir zu sagen, welche Ereignisse im Laufe Ihres Lebens darüber hinaus noch wichtig für Sie waren: Was haben Sie in Ihrer Jugend und in Ihrem frühen Erwachsenenalter als besonders einschneidend wahrnehmen können?
		Verluste (Todesfall, Scheidung der Eltern)	Welches Erlebnis hat Sie in den letzten Jahren besonders getroffen, auch außerhalb Ihres Elternhauses?
	Hereditäre Einflüsse	Borderline bei Familienmitgliedern	Die nächsten Fragen beziehen sich auf Ihre Familienmitglieder. Antworten Sie bitte besten Gewissens- einfach so gut Sie können:
		Komorbide-Störungen (Depression, Angststörung, Alkoholmissbrauch, Essstör., PTBS)	Soweit bekannt: Welches Ihrer Familienmitglieder hat vielleicht ebenfalls die Diagnose „Borderline" bekommen? Welche psychischen Erkrankungen sind bei Familienmitgliedern noch aufgetreten?
		Andere Psychische Erkrankungen (z. B. Persönlichkeitsstö-rungen)	Wie oft konnten Sie innerhalb Ihrer Familie, der Borderline-Störung entsprechende Symptome beobachten? Ich denke hier vor allem an emotionales Verhalten, wie z.B. Impulsivität, oder aber auch an selbstverletzendes Verhalten, wie zum Beispiel Ritzen.
Herausfor-derungen	Stark belastende Erlebnisse	Bewältigung und Anpassung bei belastenden Situationen	Ich würde Sie gerne genauer kennenlernen. Sind Sie so nett, nun zu beschreiben, wie Sie auf schwierige Situationen reagieren: Wie verhalten Sie sich zum Bsp. wenn Sie sich furchtbar über Ihren Partner oder einen anderen wichtigen Menschen ärgern? Können Sie ein konkretes Bsp. nennen? Halten Sie negative Erlebnisse manchmal davon ab, Ihren Alltag so zu verbringen, wie Sie sich es eigentlich wünschen?
		Verhaltensalterna-tiven	Was tut Ihnen gut, wenn Sie besonders wütend sind? Wie verhalten Sie sich dann, damit es Ihnen so schnell wie möglich wieder besser geht? Bitte nennen Sie ein Beispiel.
		Resilienz	Was würden Sie sagen: Wie gut schaffen Sie es, eine Krise zu bewältigen?
	Ressourcen	Soziale Kontakte	Welche Menschen spielen in Ihrem Alltag eine wichtige Rolle? Zu wem haben Sie ein vertrauensvolles Verhältnis?
		Grundeinstellung und Zielverwirklichung	Welche langfristigen Ziele verfolgen Sie? Wie setzen Sie diese um? Welche Einstellung hilft Ihnen dabei erfolgreich zu sein?

3.2 Erläuterung zur Durchführung eines halbstrukturierten Interviews in der Praxis

Ich werde nun die Durchführung eines qualitativen, halbstrukturierten Interviews in der Praxis erläutern. Hierzu befindet sich ein halbstrukturierter Interviewleitfaden zum Thema „Borderline-Störung bei jungen Frauen" im Anhang (s. S. 28). Dieser baut auf dem oben dargestellten Strukturbaum auf.

Bei der Durchführung des Interviews sind folgende Phasen zu unterscheiden: Die Vorbereitungsphase, Kontaktaufnahme zur Patientin, die Eröffnungsphase/ der Gesprächseinstieg, die Hauptphase, ein Gespräch zur Verabschiedung und letztendlich die Dokumentation und Analyse des Interviews. Voraussetzung für das Interview ist, dass das Ziel (hier: „Risikofaktoren zur Entstehung von Borderline bei jungen Frauen" abfragen) benannt wird und dass es eine gut vorbereitete Operationalisierung bzw. einen Leitfaden gibt.

Auch die Wahl des Interviewpartners/ der Interviewpartnerin muss im Vorhinein festgelegt werden. Bei der Akquise der Kontaktperson muss insbesondere überlegt werden, welche Erwartungen man an diese Person hat. Mit dem Ziel, die „Risikofaktoren zur Entstehung des Borderline-Syndroms bei jungen Frauen", abzufragen, bietet es sich an, eine weibliche Interviewpartnerin, Anfang 20, zu befragen. Das Borderline-Syndrom sollte bei der Interviewpartnerin diagnostiziert worden sein. Die Kontaktperson sollte offen mit ihrer Erkrankungen umgehen können und so stabil sein (durch therapeutische Maßnahmen!), um über den Zeitraum von einer Stunde, über ihre psychische Störung sprechen zu können.

Beim Gesprächseinstieg muss unbedingt darauf geachtet werden, dass die Befragung in einer ruhigen und geschützten Atmosphäre stattfindet. Die Patientin sollte das Gefühl haben, sicher und zwanglos über Emotionen und Erlebtes sprechen zu können. Es sollte klar ausgedrückt werden, dass alle Daten anonymisiert und vertraulich behandelt werden, dass Aussagen nicht bewertet werden und respektvoll mit Antworten und Empfindungen umgegangen wird. An dieser Stelle kann man auch alle organisatorischen Dinge besprechen. Hierzu zählt, dass ich mich kurz vorstelle, beschreibe welches Ziel ich mit dem Interview verfolge und die Rahmenbedingung kurz erkläre (Zeit, notwendige Erklärungen zum Datenschutz). Nach dem Einstieg in das Gespräch kann dann die Befragung durchgeführt werden. Hierzu dient der Gesprächsleitfaden. Da dieses Interview einer qualitativen Datenerhebung dient, stehen die subjektiven Erfahrungen, Empfindungen, Erklärungen und Auskünfte zum Verhalten der Patientin im Vordergrund. Es geht nicht darum, Phänomene genau zu messen und zu quantifizieren. Bei auftretenden Unklarheiten besteht die Möglichkeit der Nachfrage und das Interview kann gelenkt werden, da der Forschende einem hohen Maß an Flexibilität unterliegt. Die qualitative Forschung kennzeichnet sich insbesondere dadurch, dass das zu untersuchende Objekt die Auswahl der Methoden bestimmt, nicht aber umgekehrt. Der zu untersuchende Gegenstand wird in seiner Ganzheit betrachtet und nicht in Variablen zerlegt (Flick, 2006). Darüber hinaus sollten meine Reflexion und meine Eindrücke ebenfalls in die Auswertung der Untersuchung mit einfließen.

Die besondere Anforderung dieses Interviews liegt darin, sehr persönliche und teils tiefgründige Fragen zustellen. Von der Befragten wird ein hohes Maß an Reflexionsfähigkeit verlangt, sowie die Fähigkeit, vergangene (ggf. traumatische) Erlebnisse aus dem Gedächtnis abzurufen. Deswegen ist es wichtig, den Gesprächsfluss aufrecht zu halten, zum Beispiel durch aktives Zuhören, Empathie und Wertschätzung, aber auch durch Kontaktparenthesen und Paraphrasierungen. Falls notwenig, sollte die Gesprächspartnerin sanft wieder zum Leitfaden zurückgeführt werden.

Ebenfalls sei zu betonen, dass der Befragten bei einer qualitativen Datenerhebung ausreichend Gestaltungsspielraum gegeben werden muss, um alle wichtigen Informationen und Empfindungen ausdrücken zu können. Die Befragte benötigt ausreichend Denkzeit. Als Interviewerin sollte ich mir während der Befragung etwas Zeit nehmen, Notizen zum Zustand der Befragten zu machen (z.B. Aufgeregtheit, Nervosität).

Abschließend kann das Interview dann ausgewertet werden. In diesem Zusammenhang sollten unbedingt Angaben über die Rahmenbedingung des Interviews festgehalten werden: In welchen Räumlichkeiten fand das Interview statt? Wieviel Zeit hat man letztendlich gebaucht? Wer war anwesend? Welche Bemerkungen wurden gemacht?

4 Ein Fallbeispiel: Horizontale und Vertikale Verhaltens-
analyse nach dem SORC-Modell

Im Folgenden werden die einzelnen Schritte einer Verhaltensanalyse anhand eines fiktiven Beispiels dargelegt. Name, Alter und weitere personenbezogene Daten sind frei erfunden.

Biografische Vorinformationen: Frau G. ist 21 Jahre alt und kinderlos. Die Patientin ist ausgebildete Erzieherin, zurzeit aber auf Grund ihrer psychischen Erkrankung arbeitsunfähig. Frau G. lebt gemeinsam mit Ihrem Partner in einer Wohnung in Großstadtnähe.

Zu Ihren Eltern hat Frau G. keinen Kontakt. Ihr Vater verlies die Familie, als die Patientin vier Jahre alt war. Danach ist der Kontakt abgebrochen. Der neue Mann der Mutter verhielt sich unkontrolliert impulsiv. Es sei nicht selten vorgekommen, dass er seine Frau und Stieftochter schlug. Die Patientin lernte nicht, sich gegen die Gewalt des neuen Partners durchzusetzen, so dass Mutter und Tochter die Gewaltausbrüche oftmals einfach aushielten. Schließlich zug Frau G. früh aus dem Elternhaus aus und ging in die Lehre.

In der Schule waren Frau G.s Leistungen befriedigend. Die Patientin bemühte sich stets, gutes Können zu zeigen, konnte aber nie für sich zufriedenstellende Leistungen erzielen. Die Patientin schloss die Schule mit einem Realschulabschluss ab. Auch die Lehre zur Erzieherin absolvierte Frau G. gerne, dennoch konnte sie sich auch hier nicht mir ihren Leistungen zufrieden geben. Während der Schul- und Ausbildungzeit bemühte sich die junge Frau um soziale Kontakte, jedoch brachen diese nach einigen Monaten immer wieder ab. Nach erfolgreichem Abschluss der Ausbildung war Frau G. zwei Jahre lang berufstätig. Dann verschlimmerten sich die Symptome jedoch so drastisch, dass sie sich dauerhaft arbeitsunfähig schreiben lassen musste.

Frau G. ist mit der momentanen Situation sehr unglücklich und sucht deswegen professionelle Hilfe auf. Sie hat Angst aufgrund Ihrer andauernden Arbeitsunfähigkeit ihren Arbeitsplatz in einem Kindergarten endgültig zu verlieren. Darüber hinaus macht Sie sich große Sorgen um Ihre Partnerschaft: Ihr Partner kann mit ihrem Verhalten nicht mehr umgehen und wirkt überfordert. Auch kommt es oft dazu, dass Frau G. die Nähe ihres Partner zeitweilig nicht mehr aushalten kann.

Die junge Frau berichtet von langanhaltenden emotionalen Zuständen, während welcher sie unglaubliche Wut empfinde. Sie könne sich dann selber nicht mehr aushalten und nehme sich als widerlich und abstoßend wahr. Um diese schlimmen Zustände der Anspannung zu überwinden, greife Sie dann zu einer Klinge, um sich die Arme aufzuschneiden. Manchmal würde sie dann noch mindestens zwei mal mit dem Kopf gegen die Wand schlagen. Danach ginge es der jungen Frau schließlich für einen kurzen Zeitraum besser.

Darüber hinaus berichtet die Patientin von einer schwierigen Jugend, in der sie immer wieder von Angstzuständen und Depressionen geplagt worden sei. Hilfe habe Sie bis zu diesem Zeitpunkt nicht bekommen. Sie habe sich nicht getraut, offen über ihre Probleme zu sprechen, insbesondere da sie sich als wertlos und unwichtig wahrnehme.

Mikroanalyse (vertikale Verhaltensanalyse): Beschreibung des Verhaltens, R(eaktions)-Variable: **alpha** (Ebene des Verhaltens): Frau G. schneidet sich zwei Mal den Unterarm mit einer Klinge auf, so dass zwei Schnittwunden von jeweils fünf Zentimetern Länge entstehen. Direkt danach schlägt die Patientin zwei mal mit dem Kopf gegen die Wand, so dass ein stumpfes Trauma entsteht.

beta (Ebene der Kognition): Frau G. quälen die Gedanken: „In meinem Leben macht sowieso nichts mehr Sinn. Mit mir kann man nichts anfangen!". Darüber hinaus plagt Frau G. eine heftige Angst davor allein zu sein, sowie ein Ohnmachtsgefühl und ein Gefühl der Überforderung.

gamma (Ebene der Physiologie): Bevor Frau G. sich selbst verletzt, nimmt sie ein heftiges Gefühl der Nervosität wahr. Sie bekommt Herzrasen und zittert, schließlich wird ihr schwindelig. Darüber hinaus nimmt die Patientin ihre Umwelt als unwirklich wahr (Derealisation) und erlebt eine Analgesie.

Frau G. schildert die Situation so: „Es war später Nachmittag und ich hatte den Tag gut hinter mich bringen können. Eigentlich war ich sogar recht gut drauf. Ich erledigte ein paar Einkäufe und wollte mich danach etwas ausruhen und Fernsehen schauen. Dann klingelte plötzlich das Telefon und ich sprach mit meiner Freundin, die unser Treffen für diesen Abend absagte. Meine Stimmung kippte sofort. Ich bekam Herzrasen, verspürte Schwindel und wurde nervös. Plötzlich war mir alles so fern. Ich war sehr wütend und konnte mir schließlich nicht anders helfen, als mich selber zu verletzen (Ritzen, Kopf gegen die Wand schlagen). Es war auch keiner da, der mich daran hätte hindern können. Zum Glück ging es dann aber langsam wieder besser."

Frau G. betont, dass sie schon seit einigen Jahren dazu neigt, sich selber zu verletzen. Damit sei sie schon in der Jugend angefangen. Die junge Frau ist meist in der Lage, hierfür konkrete Auslöser zu nennen, so zum Beispiel den Anruf der Freundin. Sie fühle sich aber auch ohne Grund oft wertlos und würde unter großem Stress eher zur Selbstverletzung neigen. Manchmal denke Sie auch über Suizid nach, verwirft den Gedanken dann aber wieder. Für *diese* Gedanken kann Frau G. keinen konkreten Auslöser nennen.

Grad der Beeinträchtigung: Frau G. nimmt die beschriebene Symptomatik schon seit ihrer Jugend war und beschreibt eine zunehmende Intensität der Symptomatik seit Einstieg in ihr Berufsleben, mit Anfang 20. Bis zu diesem Zeitpunkt habe die junge Frau noch keine Notwendigkeit professioneller Hilfe gesehen. Mittlerweile besteht die Beeinträchtigung jedoch so deutlich, dass Frau G. um ihren Arbeitsplatz fürchten muss. Darüber hinaus ist die Partnerschaft der jungen Patientin schwer belastet. Frau G. steht der nun zunehmenden Symptomatik hilflos gegenüber, insbesondere angesichts ihrer jahrelangen Versuche, die Erkrankung selber in den Griff zu bekommen.

Ressourcen: Frau G. bemüht sich, um einen gesunden Lebensstil. Sie hat einen regelmäßigen Schlaf-/ Wachrhythmus und treibt mehrmals in der Woche Sport, um ihre Spannungszustände darüber in den Griff zu bekommen. Darüber hinaus hat sich Frau G. angewöhnt, täglich abends Alkohol zu konsumieren, um sich zu beruhigen. Manchmal nehme sie auch eine Schlaftablette ein, um nach einem anstrengten Tag herunterzukommen. Auch beschränkt Frau G. soziale Aktivitäten nur noch auf das Nötigste. Ausgehen kann Sie nur noch gemeinsam mit ihrem Partner. Das würde ihr Sicherheit geben. Alleine hat Frau G. große Angst etwas falsch zu machen, oder von ihren Mitmenschen nicht gewollt zu werden. Diese problematischen Sicherheitssignale verfestigen Frau G.s Problematik.

Beschreibung der Situation: S(ituative)-Variable: Für das hier aufgeführte Beispiel ist der Anruf der Freundin, um die geplante Verabredung für den Abend abzusagen, als situativer Auslöser zu nennen.

Frau G. neigt aber auch zu selbstverletzendem Verhalten, aufgrund gedanklicher Auslöser, wie etwa der Gedanke an Alleinsein (**beta**), oder aufgrund von physiologischen Auslösern, wie zum Beispiel Herzrasen und heftiges Zittern, verbunden mit einem Gefühl von Nervosität (**gamma**).

Der situative Auslöser „Freundin sagt die Verabredung ab", kann auch zu dem gedanklichen Auslöser „Ich habe Angst verlassen zu werden.", oder: „Jetzt werde ich wirklich allein gelassen" (**beta**) führen und die Selbstverletzung als Reaktion zur Folge haben.

Erfassung des Selbstregulationssystems: O(rganismus)-Variable: Auf *somatischer* Ebene (**gamma**) erlebt Frau G. ein erhöhtes Spannungsgefühl und Nervositätsgefühl mit Zittern und Herzrasen, sowie Schwindel. Der Anruf der Freundin löst Stress aus. Die Patientin fühlt sich enttäuscht und sieht die Schemata „Ich bin nichts Wert." und „Ich bin auf mich allein gestellt." bestätigt. Der Körper der Patientin reagiert auf den Stress mit erhöhtem Puls und Blutdruck. Die Muskeln spannen sich an, da sie besser durchblutet werden. Adrenalin und Noradrenalin werden aus dem Nebennierenmark ausgeschüttet. Darüber hinaus werden dem Körper Zucker und Fettsäuren im Blut zur Verfügung gestellt, um Energie zu liefern. Unter dieser Stresssituation wird der Körper der Patientin zu Höchstleistungen angeregt, um schnell reagieren und ggf. fliehen zu können (Fight-or-Flight-Reaction). Es kommt dennoch nicht zu einem Abbau dieser Energien, da keine körperliche Tätigkeit folgt. An dieser Stelle entwickelt die Patientin schließlich selbstverletzende Verhaltensweisen, um den Stress abzubauen.

Des Weiteren sei zu nennen, dass die Nebennierenrinde bei chronischem Stress das Hormon Cortisol ausschüttet. Dies hat zur Folge, dass das Immunsystem unterdrückt wird und dass die Neuronen im Hippocampus angegriffen werden. Folglich können Gedächtnis- und Konzentrationsdefizite auftreten und Betroffene werden für Infektionskrankheiten anfälliger.

Jeder Mensch reagiert unterschiedlich auf Stress und entwickelt individuelle Störungen, wie zum Beispiel des Herz-Kreislaufsystems oder des Magen-

Darmtracktes. Diese individuelle Reaktion nennt sich Reaktionsspezifität (Jansen, 2007, S. 5 f. & Birbaumer et al., 2013).

Hinzu kommt ein vermindertes Schmerzempfinden (Analgesie) und dass Frau G. durch ihre Trinkgewohnt regelmäßig Alkohol oder Restalkohol im Blut hat. Kardiologische und internistische Befunde sind unproblematisch.

Auf *kognitiver Ebene* (**beta**) erfährt Frau G. Gedanken wie „Ich werde schon wieder alleine gelassen." und „Ich habe mich schon wieder falsch verhalten!". Zur Bewältigung dieser Problematik setzt die Patientin slebstverletzende Verhaltensweisen ein. An dieser Stelle fließt die **Makroebene** in die Verhaltensanalyse mit ein. Mit Blick auf die lerngeschichtlichen Erfahrungen der jungen Patienten wird deutlich, dass Frau G. in ihrer Kindheit und Jugend keine Strategien oder wirksame Handlungsalternativen erlernte, um mit Anspannung und negativen Gefühlen, wie Wut, Trauer und Schmerz, insbesondere ausgelöst durch den Stiefvater, umzugehen. Die körperliche, sowie emotionale Misshandlung wurden von Frau G.s Mutter geduldet und auch von der Patienten ausgehalten. Schließlich ermöglichte selbstverletzendes Verhalten das Erleben von Kontrolle und konnte damit einhergehend als Spannungsreduktion eingesetzt werden.

Die Patientin lernte im Rahmen ihrer kindlichen und jugendlichen Entwicklung, Schemata wie: „Ich bin nichts wert.", „Mir hilft niemand!" und „Ich bin auf mich allein gestellt.", aber auch: „Du musst Schmerzen aushalten." und „Emotionen zeigt man nicht.".

Als *prädisponierender Faktor* ist insbesondere die Belastung durch die Herkunftsfamilie zu nennen (Erleben von Gewalt, fehlende Zuwendung und fehlende Unterstützung, sowie Geborgenheit durch die Eltern). Hierzu zählt auch die Vermittlung von Regeln, im Sinne von „Schmerzen muss man aushalten.", „Man darf keine Schwäche zeigen." und „Verliere bloß nicht die Kontrolle", was sich insbesondere als tragisch benennen lässt, da keine gesunden Kontrollmechanismen vermittelt wurden. Im Hintergrund der Problematik steht mit großer Wahrscheinlichkeit das Erleben von chronischer Gewalt, Ohnmacht und Hilflosigkeit in der kindlichen Entwicklung. Darüber hinaus fehlten Modelle, um Bewältigungsstrategien für den Umgang mit belasteten und schwierigen Situationen zu entwickeln (Lernen am Modell). Aushalten, Hinhalten, und

Verdrängen von negativen Emotionen, sowie sich zu verletzen, wurden als wesentliche Strategien im Umgang mit Gewalt erlernt.

Auslösender Faktor für das selbstverletzende Verhalten, als Reaktion auf den Anruf der Freundin, ist letztendlich das Erleben von Ablehnung, was insbesondere auf den Schemata „Ich bin nichts wert." und „Ich bin auf mich allein gestellt." fußt. Letztendlich kann das Verhalten der Freundin überhaupt als subjektive Ablehnung aufgefasst werden und eine pathologische Reaktion (Selbstverletzung) zur Folge haben, da eine prädisponierende Bedingung (Belastung durch Primärfamilie) vorliegt.

Konsequenzen des Verhaltens, C(onsequnce) -Variable: Das selbstverletzende Verhalten der Patientin kann als negativ verstärkend bewertet werden, weil die negativen Gefühle (Ohnmacht und Überforderung) vorzeitig beendet werden und als Konsequenz kurzfristig die Reduktion des Spannungszustandes erfolgt (C- durchgestrichen). Zusätzlich entsteht sofort ein Gefühl der Erleichterung, welches dem selbstverletzenden Verhalten folgt. Die Patientin fühlt sich wieder handlungsfähig (positive Verstärkung, C+). Im Bereich der operanten Faktoren auf auf Makroebene, wirken die Aufmerksamkeit, welche Frau G. durch ihren Partner erfährt („Mein Partner weiß, dass es mir nicht gut geht. "), aber auch die Anwesenheit des Freundes im sozialen Umfeld („Ich werde nicht alleine gelassen, wenn ich Angst habe."), sowie die Krankschreibung („Ich bin krank, deswegen muss ich nicht mehr arbeiten.") als positive Verstärker (C+) und führen zur Stabilisierung des Verhaltens. Zur Aufrechterhaltung der Problematik trägt u. a. das Vermeidungsverhalten der Patientin bei. Alleine auszugehen, oder sich belastenden Situationen zu stellen, ist für die junge Frau so unangenehm, dass sie im Vorfeld solche Situationen vermeidet und damit die aversive Reaktion (Aufbau eines Spannungsgefühls/ Angst nicht gewollt zu werden) ausbleibt (negative Verstärkung, C- durchgestrichen). Genauso ist es mit der Einnahme von Schlaftabletten und dem Konsum von Alkohol. Diese Verhaltensweisen verstärken negativ, da die Konsequenz (nächtliches Anspannungsgefühl/ Unruhe/ nicht schlafen können) nicht mehr eintritt (C- durchgestrichen).

Die *langfristigen Konsequenzen* (Ende der Partnerschaft, Verlust des Arbeitsplatzes) führen letztendlich dazu, dass Frau G. therapeutische Hilfe in

Anspruch nehmen möchte. Man könnte hier auch von einem Verlust positiver Konsequenzen sprechen. Eine glückliche Partnerschaft, sowie eine sichere berufliche Situation drohen wegzufallen (C+ durchgestrichen —> Abbau des Verhaltens bzw. Suche nach einer Lösung).

5 Diskussion

Die Untersuchung der diagnostischen Kriterien zeigt, dass die Symptomatik der Borderline-Störung sehr vielschichtig ist und dass es eine hohe Komorbidität bei der Erkrankung gibt. Zur Leitsymptomatik gehören eine gestörte Affektregulation, unbeständige zwischenmenschliche Beziehungen und selbstdestruktive, sowie riskante Verhaltensweisen. Insbesondere selbstverletzende Verhaltensweisen dienen zur Spannungsregulierung und dazu, dissoziative Zustände zu überwinden. Insgesamt liegt die Vermutung nahe, dass junge Frauen eher an spezifischen Persönlichkeitsstörungen und komorbiden Leiden erkranken, als Männer. Der klinische Eindruck mag hier jedoch täuschen, da Frauen in der Regel auch eher einen Facharzt konsultieren.

Hinzu kommt, dass Fachärzte aufgrund von komorbiden Störungsbildern aufgesucht werden. Vor diesem Hintergrund erweist sich die Bestimmung der Prävalenzraten als besonders schwierig. Sicherlich macht es an dieser Stelle Sinn, die einzelnen Symptomdimensionen im Rahmen einer größeren Untersuchung genauer ins Auge zu fassen: Wie sind die Prävalenzraten insbesondere für selbstverletzende Verhaltensweisen oder für eine gestörte Affektregulation? In welcher Kombination treten die komorbiden Erkrankungen bei der BPS am häufigsten auf? Wieviele der Patienten, welche unter selbstverletzenden Verhaltensweisen leiden, sind tatsächlich Risikopatienten für die BPS und könnte man dadurch genauere Aussagen für die Prävalenzraten erforschen?

Alles in Allem zeigt sich seit Anfang der 2000er Jahre ein deutlicher Fortschritt in der Auffassung neurobiologischer Grundlagen der BPS. Familienstudien liefern keine eindeutigen Ergebnisse über die Heredität der BPS und sind u.a. aufgrund ihrer methodischen Schwächen und ihrer fehlenden Berücksichtigung psychischer Komorbidität stark umstritten. Für dissoziative Zustände ist der genetische Einfluss bewiesen, jedoch eher weniger für die Spezifität der Borderline-Persönlichkeitsstörung.

In der Untersuchung mit ereigniskorrelierten Potentialen wird deutlich, dass Borderline-Patienten eine Veränderung ihrer Verhaltensregualtion, aufgrund einer Dysfunktion des anterioren Cingulums, aufweisen. Darüber hinaus führt eine verminderte Serotoninsynthese zu impulsivem Verhalten bei Patienten mit BPS.

Bei Borderline-Patienten besteht eine erhöhte Schmerzschwelle für selbstverletzende Verhaltensweisen. Dies mag einer Dysfunktion der affektiv-motivatonalen Komponente zugrunde liegen. Des Weiteren haben funktionelle Bildgebungsstudien ergeben, dass Borderline-Patienten eine gesteigerte bilaterale Aktivität der Amygdala aufweisen. Zu den psychosozialen Risikofaktoren gehören frühe Traumata, Gewalterfahrungen im Kindes- und Erwachsenenelter, sexuelle Gewalt und starke Vernachlässigung. Dementsprechend lässt sich festhalten, dass verschiedene neurobiologische Gegebenheiten und psychosoziale Variablen zur Entwicklung dysfunktionaler Verhaltensmuster der BPS führen könnten (De Bruijn et al, Lieb et al., Ruchsow et al. und Valerius & Schmahl). Dennoch sei zu betonen, dass nicht jeder Borderline-Patient ein Trauma erlebt hat oder starker Vernachlässigung ausgesetzt war und nicht jedes Trauma eine emotional instabile Persönlichkeitsstörung zur Folge hat. Grundsätzlich sei in weiteren Untersuchungen zu klären, woran das liegt und der Zusammenhang zwischen Traumata und Borderline kritischer zu betrachten.

Bei dem vorliegenden halbstandardisierten Interviewleitfaden handelt sich um ein qualitatives Studiendesign. Zu den Stärken dieses Interviews gehört, dass die Befragte ihre Gedanken und Einstellungen frei und ohne vorgegebene Skalen formulieren kann. Dies hat den Vorteil, dass subjektiven Empfindungen und Erfahrungen Ausdruck verliehen werden kann. Nebst der Untersuchung der Risikofaktoren könnte sich die qualitative Inhaltsanalyse folglich auch dafür eignen, dysfunktionale Gedanken und Verhaltensweisen der Patientin empirisch zu erheben.

Des Weiteren kann ein geübter Interviewer durch die Antworten der Befragten neue Forschungsideen entwicklen. Dies setzt ein hohes Maß an Vertrautheit mit dem Forschungsstand voraus und Bedarf aufwendiger Vorbereitung. Hinzu kommt, dass der Untersuchungsgegenstand nicht genau gemessen und quantifiziert werden kann. Die Analyse der Daten kann nicht zu einer, für die Thematik allgemeingültigen Aussage führen und hat somit keinerlei Einfluss auf den Forschungsstand. Die Ergebnisse des hier vorliegenden Interviewleitfadens ließen keine allgemeinen Rückschlüsse auf die „Risikofaktoren zur Entstehung von Borderline zu" und beziehen sich lediglich auf die befragte Person.

Die Verhaltensanalyse auf Mikro- und Makroebene kann als Grundlage zur Therapieplanung dienen: Welche negativen Grundannahmen und Schemata, sowie emotionalen negativen, biographischen Erinnerungen bestimmten das Verhalten? Inwiefern haben diese Schemata Einfluss auf die Problemlösefähigkeit? Wie kann man der Patientin helfen, die bestehenden Schemata durch positive Lernerfahrungen umzustrukturieren? Welche positiven Verstärker können zur Förderung gesunden Verhaltens eingesetzt werden? An dieser Stelle wäre es darüber hinaus interessant zu beschreiben, welche Therapieverfahren bei Borderline sinnvoll sind: Wie gestaltet sich beispielsweise die Dialektisch-Behaviorale Therapie und inwiefern können hier die Ergebnisse der Verhaltensanalyse sinnvoll berücksichtigt werden? Sollten Psychopharmaka in die Therapie integriert werden, insbesondere unter Berücksichtigung der genetischen Risikofaktoren? Inwiefern gibt es überhaupt evaluierte Behandlungsprogramme für Erkrankte bei denen eine impulsive und emotional-instabile Symptomatik oder Suizidalität vorliegt? Wie stabil ist der Therapieeffekt?

5.1 Empfehlungen zur Prävention von Borderline

Sicherlich ist es sinnvoll, bereits im Jugendalter präventiv anzusetzen. Bereits zwischen dem zehnten und vierzehnten Lebensjahr treten bei Kindern und Jugendlichen erste Verhaltensauffälligkeiten auf, wie insbesondere selbstdestruktive Handlungen, welche im frühen Erwachsenenalter zu einer gestörten Persönlichkeitsentwicklung, wie der Borderline-Störung, führen *können* (Favazza, 1998 & Meijer, Goedhart & Treffers, 1998).

Jugendliche mit genannten Verhaltensweisen können durch Träger der Jugendhilfe, Familienhilfen, oder ähnliche soziale Einrichtungen unterstützt werden. Da Gewalt und Traumata in Kindheit und Jugend einen wesentlichen Risikofaktor für das Borderline-Syndrom darstellen, ist es besonders wichtig, Familien in Krisensituationen zu stärken und insbesondere den Eltern zu vermitteln, wie wichtig eine gewaltfreie Kindheit und Jugend für ihre Kinder sind. Hier könnte man auch mit einem systemtherapeutischen Konzept ansetzen, um das gesamte Familiensystem zu stärken und um Kindern und Jugendlichen ein gefestigtes soziales und familiäres Umfeld zu bieten. Das könnte zwangsläufig dazu führen, dass Risikopatienten gesunde zwischenmenschliche Beziehungen und Fertigkeiten erlernen.

Prävention für Kinder und Jugendliche heißt konkret, die positiven und gesundheitsfördernden Verhaltensweisen zu stärken. Dazu gehört auch, den Umgang mit Stress zu erlernen. Jugendliche müssen dabei unterstützt werden, sich Verhaltensweisen zur Stressbewältigung anzueignen. In diesem Zusammenhang müssen Alternativhandlungen für selbstverletzende Verhaltensweisen erlernt werden, wie zum Beispiel sich auszusprechen, Sport zu treiben, oder sich Erwachsenen anzuvertrauen. Die Stärkung des Selbstwertgefühls und die Stärkung der eigenen Persönlichkeit und der Ressourcen, tragen einen wesentlichen Teil emotionaler Stabilität bei und führen zu einem gefestigtem Umgang mit negativen Emotionen, so dass nicht zwingend Spannungszustände daraus resultieren müssen. Grundsätzlich sei mit Kindern und Jugendlichen zu erarbeiten, welches Verhalten ihnen gut tut, welche Lösungsstrategien es in Krisensituationen gibt und welche Handlungsalternativen destruktivem Verhalten gegenüber stehen. Gesundes Verhalten muss unbedingt positiv verstärkt werden. Im Vordergrund sollte das Erlernen emotionsregulatorischer Strategien gesehen werden.

Abschließend möchte ich darauf hinweisen, dass es für das Borderline-Syndrom bis zu diesem Zeitpunkt keine eindeutigen diagnostischen Kriterien gibt, um die Erkrankung bei Kindern und Jugendlichen auch als solche einordnen zu können (Fleischhacker, Böhmer & Schulze, 2009). Es sollten noch genauere Faktoren erstellt werden, welche eine Diagnostik der Erkrankung schon im

Jugendalter zulassen, umso mit verschiedenen Behandlungsmethoden und therapeutischen Ansätzen so früh wie möglich und gezielt handeln zu können.

6 Anhang: Halbstrukturierter Interviewleitfaden: Risikofaktoren Borderline-Störung

Halbstrukturierter Interveiwleitfaden zu den RF der Borderline-Störung bei jungen Frauen

1 Begrüßung und Einleitung

Danksagung
> *„Ich möchte mich herzlich bei Ihnen dafür bedanken, dass Sie sich Zeit für dieses Interview nehmen."*

Vorstellung, Einführung in das Thema und Ziel
> *„Ich möchte mich zunächst kurz bei Ihnen vorstellen. Meine Name ist Lisa Lecher. Ich bin Studentin an der SRH Fernhochschule und beschäftige mich im Rahmen meines Studiums mit dem Thema Borderline-Störung bei jungen Frauen. Mit Hilfe dieses Interviews möchte ich die Risikofaktoren zur Entstehung der Borderline-Störung bei jungen Frauen abfragen. Dabei sind mir Ihre konkreten und subjektiven Beschreibungen und Empfindungen sehr wichtig."*

Vorgehensweise und Zeit
> *„Ich werde Ihnen gleich einige, teils persönliche, Fragen stellen. Ich möchte, dass Sie mir alles erzählen, was Sie diesbezüglich für wichtig halten. Dabei werde ich Sie nicht unterbrechen. Ich werde Ihre Aussagen nicht werten. Es gibt kein Richtig oder Falsch. Wir haben genug Zeit für unser Gespräch. Das Interview wird voraussichtlich 60 Minuten dauern."*

Anfrage Tonbandaufnahme und Umgang mit personenbezog. Daten
> *„Damit ich mich völlig auf unserer Gespräch konzentrieren kann, möchte ich unser Interview zunächst auf Tonband aufnehmen, um es dann in Ruhe niederschreiben zu können. Natürlich werden Ihre Daten streng vertraulich behandelt und anonymisiert. Ich möchte Sie deswegen bitten, in diesem Zusammenhang eine vorbereitete Einverständniserklärung zu unterschreiben."*

2 Formaler Teil

Name: _____

Ort, Datum: _____

Geschlecht und Alter:_____

Familienstand: _____

Schulabschluss/ Beruf: _____

Beginn: _____ Ende: _____

Dienstzeit: _____

3 Befragung:

1 Dimension: Ätiologie (Psychosoziale Einflüsse u. Hereditäre Einflüsse)

◆ Bitte beschreiben Sie doch etwas genauer, wie Ihre Kindheit war: Wie gestaltete sich das Verhältnis zu Ihren Eltern?

◆ Was ist Ihnen aus Ihrer Kindheit besonders in Erinnerung geblieben? Das mag etwas Positives oder aber auch etwas Negatives sein.

◆ Sind Sie so nett mir zu sagen, welche Ereignisse im Laufe Ihres Lebens darüber hinaus noch wichtig für Sie waren: Was haben Sie in Ihrer Jugend und in Ihrem frühen Erwachsenenalter als besonders einschneidend wahrnehmen können?

◆ Welches Erlebnis hat Sie in den letzten Jahren besonders getroffen, auch außerhalb Ihres Elternhauses?

◆ Die nächsten Fragen beziehen sich auf Ihre Familienmitglieder. Antworten Sie bitte besten Gewissens- einfach so gut Sie können. Soweit bekannt: Welches Ihrer Familienmitglieder hat vielleicht ebenfalls die Diagnose „Borderline" bekommen?

◆ Welche psychischen Erkrankungen sind bei Familienmitgliedern noch aufgetreten?

◆ Wie oft konnten Sie innerhalb Ihrer Familie, der Borderline-Störung entsprechende Symptome beobachten? Ich denke hier vor allem an emotionales Verhalten, wie z.B. Impulsivität, oder aber auch an selbstverletzendes Verhalten.

> *Raum für Notizen über Tonbandaufnahme hinaus: Körpersprache, Mimik, Nervosität/ Gelassenheit. ... Ggf. weitere Auffälligkeiten.*

2 Dimension: Herausforderungen (Stark belastende Erlebnisse und Ressourcen)

◆ Ich würde Sie gerne genauer kennenlernen. Sind Sie so nett, nun zu beschreiben, wie Sie auf schwierige Situationen reagieren: Wie verhalten Sie sich zum Bsp. wenn Sie sich furchtbar über Ihren Partner oder einen anderen wichtigen Menschen ärgern? Können Sie ein konkretes Beispiel nennen?

◆ Halten Sie negative Erlebnisse manchmal davon ab, Ihren Alltag so zu verbringen, wie Sie sich es eigentlich wünschen?

◆ Was tut Ihnen gut, wenn Sie besonders wütend sind? Wie verhallten Sie sich dann, damit es Ihnen so schnell wie möglich wieder besser geht? Bitte nennen Sie ein Beispiel.

◆ Was würden Sie sagen: Wie gut schaffen Sie es, eine Krise zu bewältigen?

◆ Welche Menschen spielen in Ihrem Alltag eine wichtige Rolle? Zu wem haben Sie ein vertrauensvolles Verhältnis?

◆ Welche langfristigen Ziele verfolgen Sie? Wie setzen Sie diese um?

◆ Welche Einstellung hilft Ihnen dabei erfolgreich zu sein?

4 Abschluss

„Von meiner Seite gibt es nun keine weiteren Fragen mehr. Möchten Sie unserer Unterhaltung noch etwas hinzufügen? Sie können gerne alles benennen, was Ihnen nun in den Sinn kommt."

Raum für mögliche Anmerkungen der Interviewten:

_____

_____

_____

_____

... *„Ich möchte mich recht herzlich bei Ihnen für das Interview bedanken!"*

5 Erklärung Tonbandaufnahme

Ich, ..., geb. am ...., erkläre mich damit einverstanden, dass das mit mir am .... geführte Gespräch mit Frau Lisa Lecher auf Tonband aufgenommen und niedergeschrieben werden darf, um dieses für den angegebenen Forschungszweck nutzen zu können.

7 Literaturverzeichnis

Birbaumer, N., Pauli, P. & Siegrist, J. (2013). *Medizinische Psychologie und Medizinische Soziologie.* Köln: Deutscher Ärzte Verlag.

De Bruijn, E. R., Grootens, K. P., Verkes, R. J., Buchholz, V., Hummelen, J. W., & Hulstijn, W. (2006). Neural correlates of impulsive responding in borderline personality disorder: ERP evidence for reduced action monitoring. *Journal of Psychiatric Research, 40,* 428-437.

Dilling, H. & Freyberger H. J. (Hrsg.). (2014). *Taschenführer zur ICD-10-Klassifikation psychischer Störungen.* Bern: Huber.

Favazza, A. R. (1998). The coming of age of self-mutilation. *Journal of Nervous and Mental Disease, 186,* 259-268.

Fleischhacker, C., Böhmer, R. & Schulze, E. (2009). Behandlungen von suizidalen und selbstverletzenden Symptomen bei Jugendlichen mit Symptomen einer Borderline-Persönlichkeitsstörung - die Dialektisch-Behaviorale Therapie für Adoleszente (DBT-A). In R. Brunner & F. Resch (Hrsg.), *Borderline-Störungen und Selbstverletzendes Verhalten im Jugendalter. Ätiologie, Diagnostik und Therapie* (2. Auflage, S. 149-164). Göttingen: Vandenhoeck & Ruprecht.

Flick, U. (2007). *Qualitative Sozialforschung. Eine Einführung* (überarbeitete Auflage). Hamburg: Rowohlts Enzyklopädie.

Grant, B. F., Chou, S.P., Goldstein, R. B., Huang, B., Stinson, F. S., Saha, T. D. et al. (2008). Prevalence, correlates, disability and comorbidity of DSM-IV borderline personality disorder: results from the Wave 2 National Epidemiologic Survey on Alcohol and Related Conditions. *Journal of Clinical Psychiatry, 69,* S. 533-545, PMID 18426259.

Herpertz, S. C., Dietrich, T. M., Wenning, B., Krings, T., Erberich, S. G., Willmes, K. et al. (2001). Evidence of abnormal amygdala functioning in borderline personality disorder: a functional MRI study. *Biological Psychiatry, 50*, 292 - 298.

Jansen, N. (2007). *Stress lass nach! Verhältnis- und Verhaltensprävention.* o. O. BBG. StBG.

Lieb, K., Frauenknecht, S., & Brunnhuber, S. (2012). *Intensivkurs Psychiatrie und Psychotherapie* (7. Auflage). München: Urban & Fischer.

Livesley, W. J., Jang, K. L. & Vernon, P. A. (1989). Phenotypic and genetic structure of traits delineating personality disorder. *Archives of General Psychiatry, 55*, 941 - 948.

Meijer, M., Goedhart, A. W., Treffers, P. D. (1998). The persistence of borderline personality disorder in adolescence. *Journal of Personality Disorder, 12*, 13-22.

Nigg, J. T. & Goldsmith, J. J. (1994). Genetic of personality disorders: perspectives from personality and psychopathology research. *Psychological Bulletin, 115*, 346 - 380.

Ruchsow, M., Walter, H., Buchheim, A., Martius, P., Spitzer, M., Kachele, H. et al. (2006). Electrophysiological correlates of error processing in borderline personality disorder. *Biological Psychology, 72*, 133-140.

Toelle, R., Windgassen, K., Lempp, R. & Du Bois, R. (2003). *Psychiatrie* (13. Auflage). Berlin: Springer-Verlag.

Torgesen, S., Lygren, S., Per, A., Skre, I., Onstad, S., Edwardsen, J. et al. (2000). A twin study of personality disorders. *Comprehensive Psychiatry, 41*, 416 - 425.

Valerius, G. & Schmahl, C. (2009). Neurobiologie der Borderline-Persönlichkeitsstörung. In R. Brunner & F. Resch (Hrsg.), *Borderline-Störungen und Selbstverletzendes Verhalten im Jugendalter. Ätiologie, Diagnostik und Therapie* (2. Auflage, S. 11-30). Göttingen: Vandenhoeck & Ruprecht.

8 Verzeichnis der Internetquellen

Möhlig, A. (2016, November). Die Diagnostik und Behandlung der Borderline-

Persönlichkeitsstörung. Deutsches Ärzteblatt. Verfügbar unter: https://

www.aerzteblatt-sachsen-anhalt.de/ausgabe/fachartikel/365-f

fachartikel-11-2016/1589-die-diagnostik-und-behandlung-der-borderline-

persoenlichkeitsstoerung.html

9 Abbildungsverzeichnis

Technische Krankenkasse [TK] (2015). Ambulante Diagnosen psychischer Störungen, in

Gesundheitsreport 2015. Gesundheit von Studierenden, S. 77-79.

Betriebskrankenkasse [BKK] (2017). AU-Tage der Mitglieder ohne Rentner nach

ausgewählten Diagnosehauptgruppen und Geschlecht (Berichtsjahr 2016), in BKK

Gesundheitsreport 2017. Digitale Arbeit- Digitale Gesundheit. Zahlen, Daten, Fakten,

S. 50.

Institut für Gesundheits- und Sozialforschung [IGES] (2016). Daten der DAK Gesundheit

2016, zit. nach DAK (2017): AU-Tage und AU-Fälle pro hundert Versichertenjahre

aufgrund psychischer Erkrankungen nach Altersgruppen - Frauen 2016.

URL: https://www.dak.de/dak/download/gesundheitsreport-2017-1885298.pdf (letzter

Zugriff am 02.03.2018).

IGES (2016). Daten der DAK Gesundheit 2016, zit. nach DAK (2017): AU-Tage und AU-

Fälle pro hundert Versichertenjahre aufgrund psychischer Erkrankungen nach

Altersgruppen - Männer 2016.

URL: https://www.dak.de/dak/download/gesundheitsreport-2017-1885298.pdf (letzter

Zugriff am 02.03.2018).

Deutsche Angestellten-Krankenkasse [DAK] (1997-2016). AU Daten der DAK 1997-2016,

zit. nach DAK (2017): AU-Tage und AU-Fälle pro 100 Versichertenjahre aufgrund

psychischer Erkrankungen 1997-2016.

URL: https://www.dak.de/dak/download/gesundheitsreport-2017-1885298.pdf (letzter

Zugriff am 02.03.2018).

10 Abbildungen

	Studierende			Junge Erwerbspersonen		
	Männer	Frauen	Gesamt	Männer	Frauen	Gesamt
F48 Andere neurotische Störungen	1,35 %	3,05 %	**2,13 %**	1,62 %	3,75 %	**2,60 %**
F50–F59 Verhaltensauffälligkeiten mit körperlichen Störungen und Faktoren	1,25 %	3,70 %	**2,38 %**	1,10 %	3,21 %	**2,08 %**
F50 Essstörungen	0,11 %	1,89 %	**0,93 %**	0,11 %	1,24 %	**0,63 %**
F51 Nichtorganische Schlafstörungen	0,32 %	0,50 %	**0,40 %**	0,26 %	0,46 %	**0,36 %**
F52 Sexuelle Funktionsstörungen, nicht verursacht durch eine organische Störung oder Krankheit	0,69 %	1,05 %	**0,85 %**	0,57 %	1,03 %	**0,78 %**
F60–F69 Persönlichkeits- und Verhaltensstörungen	1,10 %	2,58 %	**1,78 %**	0,93 %	2,08 %	**1,46 %**
F60 Spez. Persönlichkeitsstörungen	0,73 %	1,52 %	**1,09 %**	0,53 %	1,14 %	**0,81 %**
F66 Psychische und Verhaltensstörungen in Verbindung mit der sexuellen Entwicklung und Orientierung	0,05 %	0,61 %	**0,31 %**	0,03 %	0,50 %	**0,25 %**
F70–F79 Intelligenzstörung	0,01 %	0,01 %	**0,01 %**	0,17 %	0,14 %	**0,16 %**
F80–F89 Entwicklungsstörungen	0,24 %	0,16 %	**0,20 %**	0,42 %	0,26 %	**0,35 %**
F90–F98 Verhaltens- u. emotionale Störungen m. Beginn i. d. Kindheit u. Jugend	1,04 %	0,71 %	**0,89 %**	1,09 %	0,57 %	**0,85 %**
F90 Hyperkinetische Störungen	0,66 %	0,39 %	**0,54 %**	0,66 %	0,25 %	**0,47 %**
F99 Psych. Störung o. nähere Angabe	0,17 %	0,53 %	**0,34 %**	0,17 %	0,64 %	**0,39 %**

Abbildung 1. Ausschnitt Ambulante Diagnosen psychischer Störungen 2013 (in %) Quelle: TK (2015), S. 77-79.

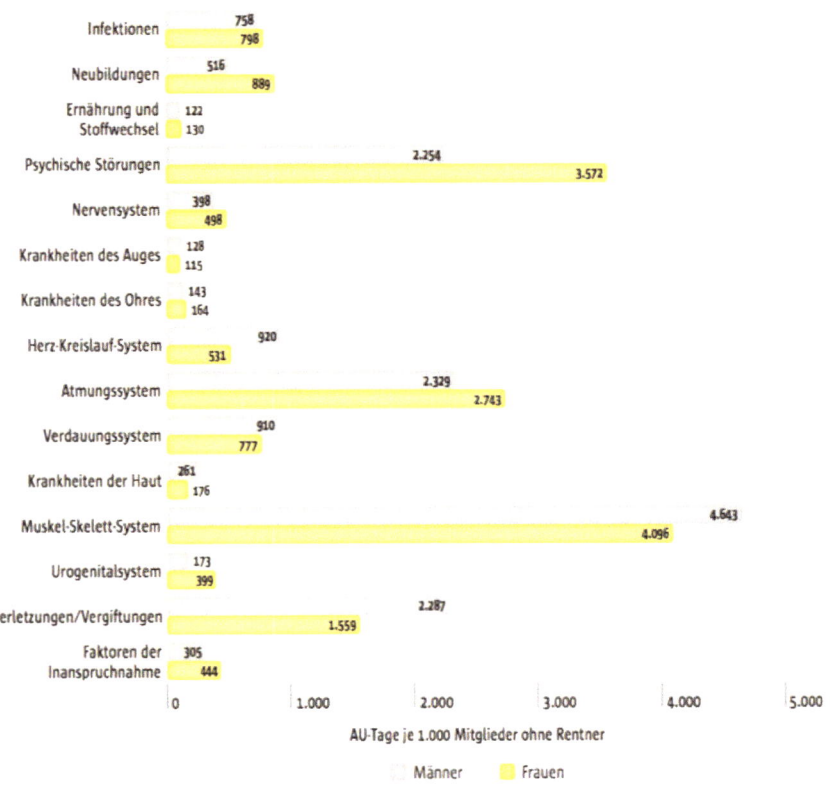

Abbildung 2. Ausschnitt AU-Tage nach Krankheit und Geschlecht 2016
Quelle: BKK (2017), S. 50.

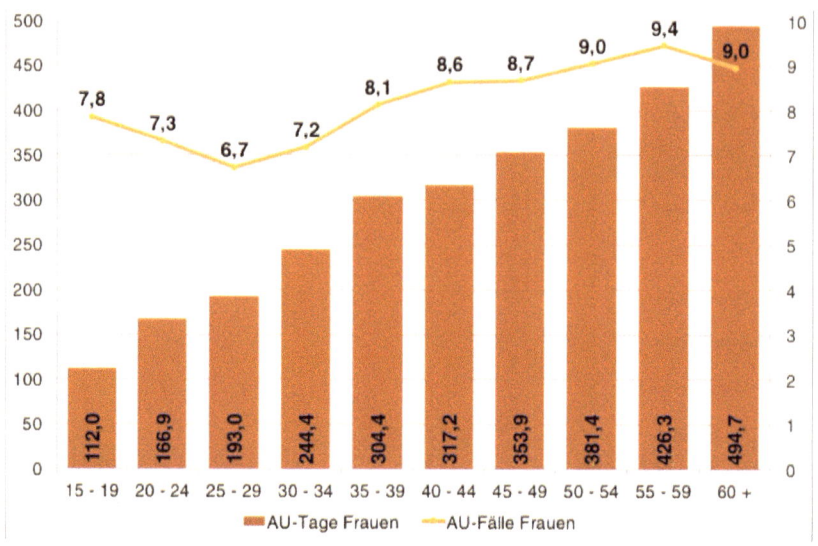

Abbildung 3. AU-Tage und AU-Fälle pro hundert Versichertenjahre aufgrund psychischer Erkrankungen nach Altersgruppen - Frauen 2016
Quelle: IGES nach Daten der DAK Gesundheit (2016), zit. nach DAK (2017).

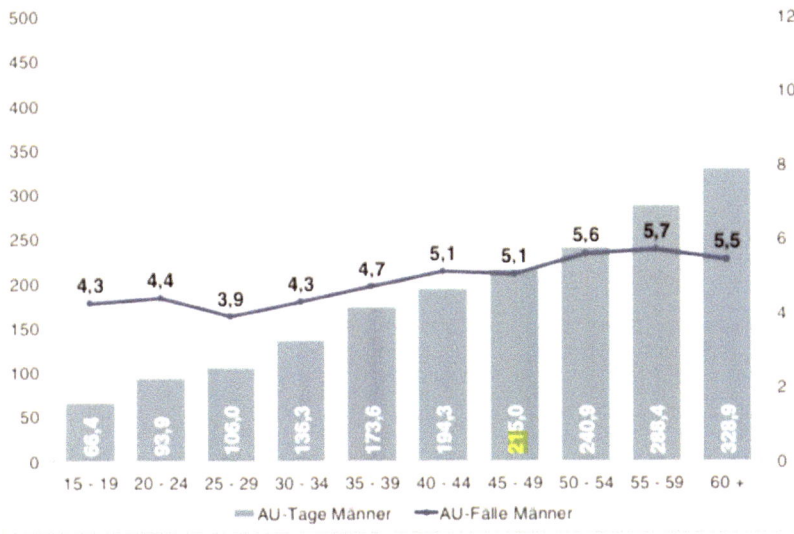

Abbildung 4. AU-Tage und AU-Fälle pro hundert Versichertenjahre aufgrund psychischer Erkrankungen nach Altersgruppen - Männer 2016
Quelle: IGES nach Daten der DAK Gesundheit (2016), zit. nach DAK (2017).

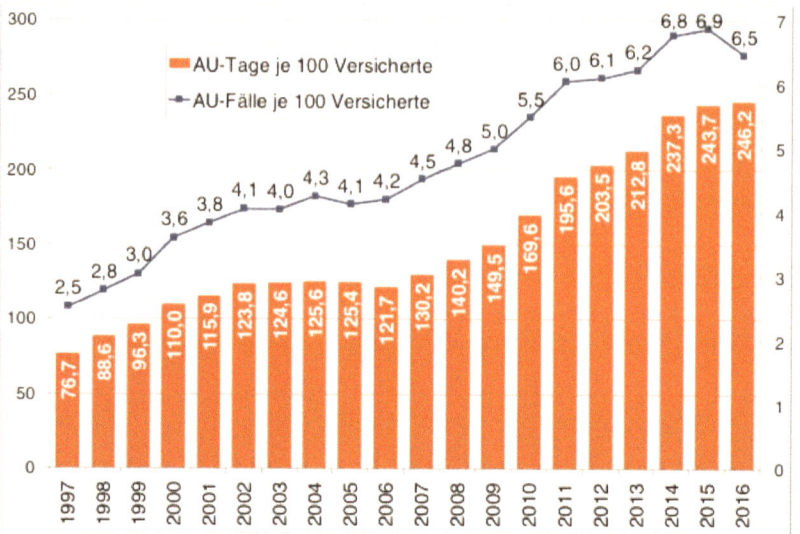

Abbildung 5. AU-Tage und AU-Fälle pro 100 Versichertenjahre aufgrund psychischer Erkrankungen 1997 - 2016
Quelle: AU-Daten der DAK-Gesundheit (1997–2016), zit. nach DAK (2017)

BEI GRIN MACHT SICH IHR WISSEN BEZAHLT

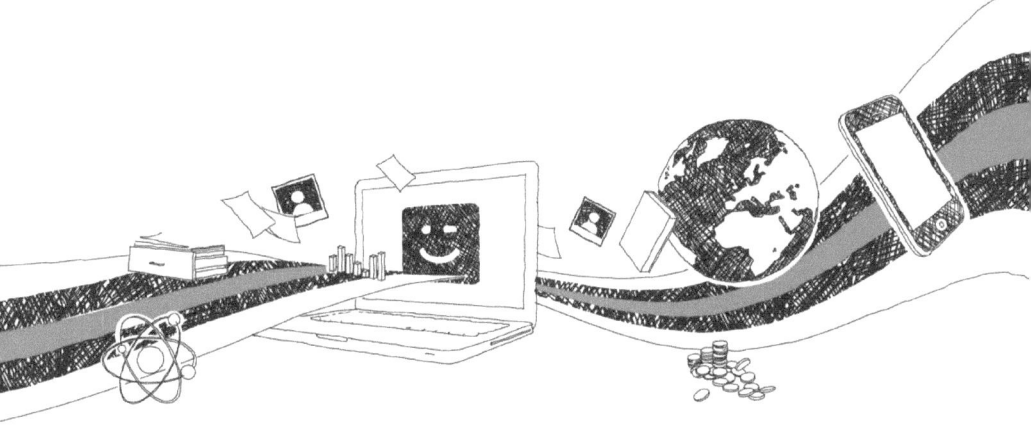

- Wir veröffentlichen Ihre Hausarbeit,
  Bachelor- und Masterarbeit

- Ihr eigenes eBook und Buch -
  weltweit in allen wichtigen Shops

- Verdienen Sie an jedem Verkauf

Jetzt bei www.GRIN.com hochladen und kostenlos publizieren

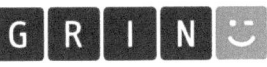